www.ingramcontent.com/pod-product-compliance
Lightning Source LLC
Chambersburg PA
CBHW081348280526
45788CB00009B/2805
9781096021001